LOS DEMONIOS DE LA NUTRICIÓN

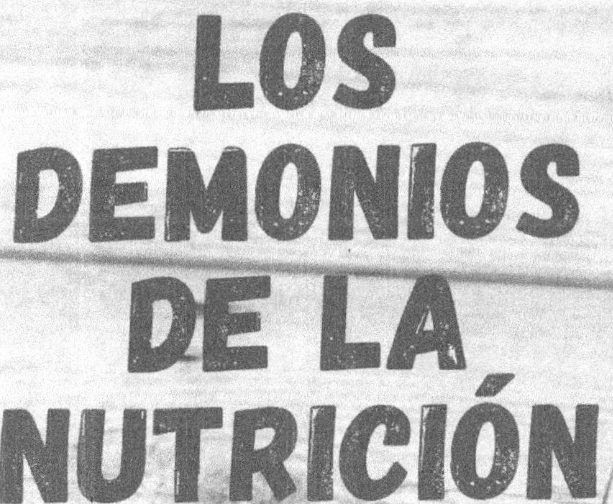

RODO R. CUADRA

Dedicatoria

Con cariño para mis alumnos que desean aprender, y estar a la vanguardia en salud y tecnología.

Contenido

Prólogo

Este libro busca arrojar luz sobre los desafíos y contradicciones que enfrentamos en una época en la que la información sobre nutrición fluye a través de nuestras pantallas y redes sociales como un torrente interminable.

En un mundo donde las tendencias alimentarias cambian tan rápidamente como las estaciones, a menudo nos encontramos luchando con un mar de consejos contradictorios. Una semana, se nos insta a abrazar una dieta extrema, y al siguiente, somos testigos de una nueva tendencia que contradice la anterior. Nos vemos abrumados por los superalimentos de moda, los planes de dieta mágica y las afirmaciones audaces que prometen solucionar todos nuestros problemas de salud en un abrir y cerrar de ojos.

Pero, ¿qué hay detrás de todas estas afirmaciones? ¿Cuál es la verdad en medio de la confusión nutricional? En este libro, exploraremos en detalle los mitos y peligros de la alimentación moderna. Abordaremos temas como el exceso de azúcar oculto en los alimentos, las grasas perjudiciales para la salud, los aditivos químicos en los alimentos procesados y muchas otras preocupaciones nutricionales que afectan a nuestra sociedad.

A medida que navegamos por este viaje de descubrimiento, descubriremos cómo nuestras elecciones alimentarias no solo influyen en nuestra salud individual, sino también en el medio ambiente y la sostenibilidad del planeta. La relación entre lo que ponemos en nuestro plato y el impacto en el mundo que nos rodea es un tema importante y presente a lo largo de estas páginas.

Esperamos que este libro te brinde claridad en medio de la confusión, que te empodere para tomar decisiones informadas sobre tu alimentación y que te inspire a adoptar una nutrición consciente y sostenible. Al final, nuestra meta es ayudarte a comprender los desafíos que enfrentamos en la era de la alimentación moderna y ofrecerte las herramientas necesarias para tomar decisiones que beneficien tu salud y el mundo que compartimos.

Así que, querido lector, prepárate para explorar los "Demonios de la Nutrición" y descubrir la verdad detrás de los mitos, mientras te embarcas en un viaje hacia una alimentación más consciente y saludable.

Introducción

En una época en la que la información sobre la nutrición fluye constantemente a través de los medios de comunicación, las redes sociales y una variedad abrumadora de productos alimenticios en el mercado, es esencial detenernos y considerar críticamente lo que estamos poniendo en nuestros platos y, en última instancia, en nuestros cuerpos. La nutrición se ha convertido en un tema de conversación cotidiana, pero también en un terreno fértil para la proliferación de mitos, modas dietéticas y peligrosos hábitos alimentarios.

Este libro se adentra en el apasionante y a menudo confuso mundo de la nutrición moderna, donde los "demonios" acechan en cada esquina. Estos demonios no son figuras sobrenaturales, sino más bien conceptos, hábitos y productos alimenticios que, si no se comprenden adecuadamente, pueden socavar nuestra salud de manera silenciosa pero persistente. A lo largo de las páginas que siguen, te guiaré en un viaje de descubrimiento a través de los mitos y peligros que rodean a la alimentación contemporánea.

En la era de la información, todos somos bombardeados con consejos sobre lo que deberíamos o no deberíamos comer. Los expertos en nutrición tienen opiniones diversas, y los anuncios publicitarios promueven productos que prometen solucionar todos nuestros problemas de salud con solo abrir una bolsa o una lata. En medio de este ruido, a menudo perdemos de vista la verdadera esencia de la nutrición: proporcionar a nuestro cuerpo los nutrientes necesarios para funcionar de manera óptima y mantenernos saludables.

Durante las próximas páginas, desentrañaremos los mitos comunes que rodean a la nutrición, como el miedo a las grasas saludables, la obsesión con las dietas de moda y la creencia errónea de que las calorías son el único factor importante para controlar el peso. También exploraremos los peligros ocultos en nuestra alimentación diaria, desde el azúcar añadido y los aditivos químicos hasta la influencia de la alimentación en nuestra salud mental y emocional.

Mi objetivo es proporcionarte una comprensión sólida y basada en la evidencia de cómo los alimentos que consumimos afectan a nuestro cuerpo y nuestra mente. A medida que avanzamos en este viaje, te equiparé con herramientas y conocimientos para tomar decisiones alimentarias más saludables y conscientes, no solo para ti, sino también para el bienestar de nuestro planeta.

La nutrición es una parte fundamental de la vida, y al explorar los demonios que la rodean, espero ayudarte a navegar por el complicado paisaje alimentario de la actualidad de manera informada y segura. Juntos, descubriremos cómo tomar decisiones nutricionales que fomenten la salud, la vitalidad y la longevidad. ¡Bienvenido a este apasionante viaje hacia una nutrición más consciente y saludable!

Capítulo 1

El Azúcar Oculto

Exploración de los efectos negativos del exceso de azúcar en la dieta.

En la era moderna, el azúcar se ha infiltrado sigilosamente en nuestra dieta diaria de formas que quizás ni siquiera imaginábamos. Desde el azúcar en los cereales para el desayuno hasta el que se esconde en las salsas de tomate y los yogures "saludables", estamos rodeados de este ingrediente dulce, a menudo en cantidades que exceden ampliamente nuestras necesidades nutricionales.

El efecto más visible y evidente del consumo excesivo de azúcar es el aumento de peso. Los azúcares añadidos, especialmente cuando se consumen en grandes cantidades, contribuyen al aumento de la ingesta calórica total. Esto, a su vez, se asocia con la creciente epidemia de obesidad que afecta a muchas sociedades en todo el mundo. Cada día, millones de personas luchan con la carga de peso adicional que resulta de su amor por los alimentos y bebidas azucaradas.

Pero el azúcar no se limita solo a afectar nuestra apariencia física. Su impacto en la salud va más allá del aumento de peso. Numerosos estudios científicos han demostrado que el exceso de azúcar en la dieta está vinculado a un mayor riesgo de desarrollar diabetes tipo 2, una enfermedad crónica que afecta a millones de personas en todo el mundo. Además, se ha relacionado con el síndrome metabólico, un conjunto de factores de riesgo que aumentan la probabilidad de enfermedades cardiovasculares.

El azúcar puede desencadenar fluctuaciones en los niveles de azúcar en sangre, lo que a menudo lleva a un ciclo de antojos y una sensación constante de hambre. Esta montaña rusa de azúcar en la sangre puede ser particularmente desafiante para quienes intentan controlar su ingesta calórica y mantener un peso saludable.

Pero los efectos negativos del azúcar no se detienen en el plano físico. También afecta la salud mental y emocional. Los picos y caídas en los niveles de azúcar en sangre pueden influir en nuestro estado de ánimo y energía. ¿Alguna vez te has sentido lleno de energía después de comer algo dulce solo para caer en una profunda fatiga poco después?

Esto es el resultado de un pico y una caída rápida en los niveles de azúcar en sangre, y puede contribuir a la irritabilidad y la falta de concentración.

Además, existe una relación bidireccional entre el azúcar y la salud mental. Por un lado, el consumo excesivo de azúcar puede aumentar el riesgo de desarrollar depresión y ansiedad. Por otro lado, las personas que experimentan estrés crónico a menudo recurren a alimentos azucarados como una forma de "autopremiarse", lo que puede perpetuar un ciclo de consumo de azúcar poco saludable.

La buena noticia es que no necesitas eliminar completamente el azúcar de tu vida para mejorar tu salud. La clave está en aprender a identificar y reducir el azúcar añadido en tu dieta diaria. Esto te permitirá disfrutar de los beneficios del azúcar de forma más consciente y saludable.

A lo largo de las siguientes páginas, exploraremos en detalle cómo el azúcar ha encontrado su camino en nuestra dieta moderna, cómo afecta nuestra salud y cómo podemos identificarlo y reducirlo en nuestra alimentación diaria. Al comprender mejor los efectos del azúcar y aprender a tomar decisiones informadas sobre lo que consumimos, estaremos mejor equipados para abordar uno de los demonios más insidiosos de la nutrición moderna y mejorar nuestra salud a largo plazo.

El exceso de azúcar en la dieta puede tener un impacto devastador en nuestra salud a largo plazo. Uno de los aspectos más preocupantes es su relación con el aumento de peso. Los azúcares añadidos son una fuente significativa de calorías vacías, lo que significa que aportan energía sin nutrientes esenciales. El consumo excesivo de calorías, especialmente de fuentes vacías como el azúcar, conduce al aumento de peso. La obesidad, a su vez, es un factor de riesgo importante para una serie de enfermedades crónicas, como la diabetes tipo 2, enfermedades cardíacas y ciertos tipos de cáncer.

Pero los estragos del azúcar en la salud van más allá del aumento de peso. Los azúcares refinados y añadidos pueden provocar fluctuaciones en los niveles de glucosa en sangre, lo que puede llevar a cambios bruscos en los niveles de energía.

¿Alguna vez has experimentado ese "subidón" de energía después de comer algo dulce, solo para sentirte agotado poco tiempo después? Esto se debe a que el azúcar eleva rápidamente los niveles de glucosa en sangre, pero este aumento es seguido por una caída igualmente abrupta, lo que puede provocar fatiga y antojos de más azúcar.

Además del impacto metabólico, el exceso de azúcar en la dieta también puede afectar nuestra salud dental. Los azúcares alimentan las bacterias en la boca, que producen ácidos que dañan el esmalte dental y pueden provocar caries.

La salud bucal es un aspecto importante de nuestro bienestar general, y la reducción del consumo de azúcar añadido es fundamental para mantener una sonrisa saludable.

Otro efecto del exceso de azúcar en la dieta es su influencia en la saciedad y el control del apetito.

Los azúcares añadidos tienden a ser menos satisfactorios que los alimentos ricos en proteínas y fibra. Esto significa que después de consumir azúcar, es más probable que te sientas hambriento nuevamente en poco tiempo. Esta sensación de hambre constante puede llevar a comer en exceso y contribuir al aumento de peso.

Los problemas de salud asociados con el azúcar no se limitan solo a los adultos. Los niños también están en riesgo. El alto consumo de azúcares añadidos en la infancia se ha relacionado con un mayor riesgo de desarrollar obesidad y problemas de salud a medida que crecen. Además, el azúcar en exceso puede influir en los hábitos alimentarios a lo largo de la vida, lo que perpetúa la dependencia de alimentos ricos en azúcares y la dificultad para adoptar una alimentación equilibrada.

Es importante tener en cuenta que no todos los azúcares son iguales, y no se trata de demonizar todos los alimentos dulces. Los azúcares naturales presentes en frutas, verduras y productos lácteos vienen acompañados de nutrientes beneficiosos, como fibra, vitaminas y minerales. Por lo tanto, el enfoque debe estar en reducir el consumo de azúcares añadidos, aquellos que se incorporan deliberadamente a los alimentos durante su procesamiento.

A pesar de los desafíos que presenta el azúcar en nuestra dieta, no es necesario eliminarlo por completo. En lugar de eso, se trata de ser consciente de su presencia y limitar su consumo a niveles saludables. A medida que profundizamos en este tema, recordemos que el conocimiento es la herramienta más poderosa para tomar decisiones informadas sobre nuestra alimentación. Al entender los efectos negativos del azúcar en nuestra salud, estamos mejor preparados para enfrentar este demonio de la nutrición moderna y tomar medidas para mejorar nuestra calidad de vida.

En las siguientes páginas de este capítulo, exploraremos en detalle cómo el azúcar ha encontrado su camino en nuestra dieta moderna, cómo afecta nuestra salud y cómo podemos identificarlo y reducirlo en nuestra alimentación diaria. Al comprender mejor los efectos del azúcar y aprender a tomar decisiones informadas sobre lo que consumimos, estaremos mejor equipados para abordar uno de los demonios más insidiosos de la nutrición moderna y mejorar nuestra salud a largo plazo.

Cómo Identificar y Reducir el Consumo de Azúcar Oculto

El azúcar se encuentra en una amplia variedad de alimentos procesados, y a menudo se disfraza bajo nombres diferentes en las etiquetas de los productos. Para tomar decisiones alimentarias más saludables, es crucial aprender a identificar y reducir el azúcar oculto en nuestra dieta diaria. En este capítulo, exploraremos estrategias prácticas para lograrlo.

Decodificando las Etiquetas Nutricionales

Las etiquetas nutricionales son una herramienta esencial para identificar el azúcar oculto en los alimentos. Aquí hay algunas pautas para interpretar estas etiquetas de manera efectiva:

Revisa la sección de Azúcares

1. En la etiqueta nutricional, busca la sección que indica la cantidad de azúcares en el producto. Esta cifra incluye tanto los azúcares naturales como los añadidos.

2. Observa los ingredientes: Examina la lista de ingredientes en busca de términos como "azúcar", "sacarosa", "jarabe de maíz con alto contenido de fructosa" y otros sinónimos del azúcar. Cuanto más arriba aparezca un término en la lista, mayor será la cantidad presente en el producto.

3. Compara diferentes productos: Cuando compres alimentos similares, compara las etiquetas nutricionales y elige aquellos con menor contenido de azúcares añadidos.

Evitando Trampas Comunes

A menudo, los alimentos que consideramos saludables pueden ser fuentes sorprendentes de azúcar oculto. Aquí hay algunas trampas comunes que debes evitar:

1. Yogures con sabor: Los yogures de frutas con sabor suelen contener grandes cantidades de azúcar añadido. Opta por yogures

naturales y agrega frutas frescas para endulzar de manera más saludable.

2. Cereales para el desayuno: Muchos cereales que se promocionan como saludables contienen altas cantidades de azúcares añadidos. Lee las etiquetas y busca opciones con bajo contenido de azúcar o elige cereales integrales sin azúcar.

3. Bebidas azucaradas: Las bebidas como refrescos, jugos y bebidas energéticas pueden contener cantidades sorprendentes de azúcar. Opta por agua, té sin azúcar o agua con gas con un toque de limón o lima.

Alternativas Saludables

Reducir el azúcar en tu dieta no significa renunciar al sabor dulce por completo. Aquí hay alternativas saludables para satisfacer tu paladar sin exceso de azúcar:

1. Frutas frescas: Las frutas como las bayas, las manzanas y las peras pueden endulzar naturalmente tus alimentos y brindar nutrientes beneficiosos y fibra.

2. Edulcorantes naturales: Utiliza edulcorantes naturales como la miel, el jarabe de arce o el azúcar de coco con moderación en lugar de azúcares refinados.

3. Cocina en casa: Preparar tus propias comidas y bocadillos te permite tener un mayor control sobre la cantidad de azúcar que consumes. Utiliza ingredientes frescos y evita los productos altos en azúcares añadidos.

Planificación de Comidas Conscientes

Una planificación de comidas conscientes es clave para reducir el consumo de azúcar oculto. Aquí hay algunas estrategias:

1. Planifica tus comidas: Planifica tus comidas y meriendas con anticipación para evitar recurrir a alimentos procesados ricos en azúcar cuando tengas hambre.

2. Lee las etiquetas antes de comprar: Antes de comprar alimentos en el supermercado, lee las etiquetas para tomar decisiones informadas.

3. Reduce gradualmente: Si estás acostumbrado a consumir grandes cantidades de azúcar, reduce gradualmente la cantidad en tu dieta para permitir que tu paladar se adapte.

En resumen, identificar y reducir el consumo de azúcar oculto es esencial para mantener una alimentación saludable. A través de la comprensión de las etiquetas nutricionales, la evitación de trampas comunes, la elección de alternativas saludables y la planificación de comidas conscientes, puedes tomar el control de tu consumo de azúcar y mejorar tu bienestar general.

Capítulo 2

Grasas Trans y Saturadas

Descripción de los tipos de grasas perjudiciales.

Tipos de Grasas Perjudiciales

Las grasas son una parte esencial de nuestra dieta, pero no todas son iguales. Algunas grasas pueden ser beneficiosas para la salud, mientras que otras pueden ser perjudiciales si se consumen en exceso.

1. Grasas Trans:

Las grasas trans, también conocidas como ácidos grasos trans, son ampliamente reconocidas como las grasas más perjudiciales para la salud. Estas grasas se crean mediante un proceso de hidrogenación parcial de los aceites vegetales líquidos para convertirlos en grasas sólidas. Este proceso hace que los aceites sean más estables y aumenta la vida útil de los alimentos procesados, pero también los vuelve altamente perjudiciales.

Efectos en la Salud:

- Aumentan el colesterol LDL (colesterol malo) y disminuyen el colesterol HDL (colesterol bueno), lo que aumenta el riesgo de enfermedades cardiovasculares.
- Están relacionadas con un mayor riesgo de enfermedades cardíacas, accidentes cerebrovasculares y diabetes tipo 2.
- Contribuyen a la inflamación crónica en el cuerpo, un factor subyacente en muchas enfermedades crónicas.

Fuentes Comunes de Grasas Trans:

- Alimentos fritos y fast food.
- Productos horneados como pasteles, galletas y donas.
- Margarinas y productos para untar similares.
- Algunos alimentos procesados, como papas fritas y palomitas de maíz de microondas.

2. Grasas Saturadas:

Las grasas saturadas son grasas que están saturadas con hidrógeno y, por lo tanto, tienen una estructura molecular estable. Aunque no son tan perjudiciales como las grasas trans, el exceso de grasas saturadas en la dieta aún puede ser dañino.

Efectos en la Salud:

- El consumo excesivo de grasas saturadas puede aumentar los niveles de colesterol LDL en sangre, lo que aumenta el riesgo de enfermedades cardíacas.

- Puede contribuir al aumento de peso y afecciones metabólicas.

Fuentes Comunes de Grasas Saturadas:

- Carnes rojas y procesadas como la carne de res, el cerdo y las salchichas.

- Productos lácteos enteros, como la mantequilla, la crema y el queso.

- Aceite de coco y aceite de palma.

- Algunos alimentos procesados, como pasteles y galletas.

3. Grasas Dietéticas:

Las grasas dietéticas, como su nombre lo indica, provienen de la dieta y pueden ser beneficiosas en cantidades moderadas. Sin embargo, el exceso de consumo de grasas dietéticas, especialmente las saturadas y trans, puede tener efectos perjudiciales en la salud.

Efectos en la Salud:

- Un consumo excesivo de grasas dietéticas puede llevar al aumento de peso y la obesidad si se ingieren más calorías de las que el cuerpo necesita.

- Puede aumentar el riesgo de enfermedades cardíacas, especialmente cuando se trata de grasas saturadas y trans.

Fuentes de Grasas Dietéticas:

- Aceites vegetales como el aceite de oliva, el aceite de canola y el aceite de aguacate.

- Frutos secos y semillas como las nueces, las almendras y las semillas de chía.

- Pescado graso como el salmón, la trucha y el arenque.

- Aguacates y aceitunas.

Conclusión:

Para mantener una dieta saludable, es importante reducir el consumo de grasas trans y saturadas y optar por grasas más saludables, como las monoinsaturadas y las poliinsaturadas. Esto puede ayudar a reducir el riesgo de enfermedades cardiovasculares, mejorar el perfil lipídico y promover un bienestar general. Recuerda que el equilibrio y la moderación son clave, y consultar con un nutriólogo puede ayudarte a diseñar una dieta adecuada a tus necesidades específicas.

Consecuencias para la salud de una dieta rica en grasas trans y saturadas.

Las grasas trans y saturadas son componentes comunes en muchas dietas, pero su consumo excesivo puede tener graves consecuencias para la salud.

Impacto en el Colesterol

Una de las principales preocupaciones de una dieta rica en grasas trans y saturadas es su impacto en el perfil de colesterol. Las grasas saturadas, presentes en alimentos como las carnes rojas y los productos lácteos enteros, tienden a aumentar los niveles de colesterol LDL o "colesterol malo" en sangre. Por otro lado, las grasas trans, que se encuentran en muchos alimentos procesados y comidas rápidas, no solo elevan el colesterol LDL sino que también disminuyen los niveles de colesterol HDL o "colesterol bueno". Esto aumenta el riesgo de enfermedades cardiovasculares.

Enfermedades Cardiovasculares

El aumento del colesterol LDL y la reducción del colesterol HDL son factores de riesgo bien establecidos para las enfermedades cardiovasculares, que incluyen enfermedades del corazón y accidentes cerebrovasculares. Una dieta rica en grasas trans y saturadas contribuye al desarrollo de placas de ateroma en las arterias, lo que puede obstruir el flujo sanguíneo y aumentar la presión arterial. Esto pone una carga significativa en el corazón y aumenta la probabilidad de eventos cardiovasculares.

Diabetes Tipo 2

Otra consecuencia preocupante es la relación entre las grasas saturadas y trans y la diabetes tipo 2. El alto consumo de estas grasas puede afectar la sensibilidad a la insulina y aumentar la resistencia a la insulina en las células. Esto puede llevar a un aumento en los niveles de azúcar en sangre y, con el tiempo, al desarrollo de la diabetes tipo 2.

Inflamación Crónica

Una dieta rica en grasas trans y saturadas también puede contribuir a la inflamación crónica en el cuerpo. La inflamación crónica es un factor subyacente en muchas enfermedades, incluyendo enfermedades cardíacas, diabetes, enfermedades autoinmunitarias y cáncer. Las grasas trans, en particular, se han relacionado con la producción de moléculas inflamatorias en el cuerpo, lo que puede llevar a una mayor inflamación sistémica.

Aumento de Peso

El alto contenido calórico de las grasas saturadas y trans también puede contribuir al aumento de peso si se consumen en exceso. Estas grasas son densas en calorías y tienden a encontrarse en alimentos altamente procesados que son fácilmente accesibles. El exceso de calorías puede llevar al aumento de peso y, a su vez, aumentar el riesgo de enfermedades relacionadas con la obesidad, como la apnea del sueño y la osteoartritis.

Recomendaciones para una Dieta Saludable

Para mitigar los efectos perjudiciales de una dieta rica en grasas trans y saturadas, es esencial realizar cambios en la alimentación. Aquí hay algunas recomendaciones:

Reducción gradual: Cambiar a una dieta baja en grasas trans y saturadas debe ser un proceso gradual para evitar sentirse privado. Comienza reemplazando alimentos ricos en estas grasas con opciones más saludables.

Incluye grasas saludables: Asegúrate de incluir grasas saludables en tu dieta, como las monoinsaturadas y poliinsaturadas, que se encuentran en aceite de oliva, aguacates, nueces y pescado graso.

Come más alimentos frescos: Prioriza los alimentos frescos y menos procesados en tu dieta. Esto te ayudará a evitar muchas fuentes de grasas trans y saturadas.

-Lee las etiquetas: Familiarízate con la información nutricional de los alimentos que consumes y busca productos bajos en grasas trans y saturadas.

Conclusión

En resumen, una dieta rica en grasas trans y saturadas puede tener graves consecuencias para la salud, incluyendo enfermedades cardiovasculares, diabetes tipo 2, inflamación crónica y aumento de peso. Sin embargo, tomar medidas para reducir el consumo de estas grasas y reemplazarlas por opciones más saludables puede ayudar a proteger tu bienestar a largo plazo. La elección de una alimentación equilibrada y consciente es esencial para mantener una buena salud cardiovascular y general.

Capítulo 3

Aditivos y Alimentos Procesados

Investigación de los aditivos químicos comunes en los alimentos procesados.

Los alimentos procesados son una parte omnipresente de la dieta moderna. Estos productos a menudo contienen una variedad de aditivos químicos diseñados para mejorar la textura, el sabor, la durabilidad y la apariencia de los alimentos. Sin embargo, la creciente preocupación sobre la seguridad de estos aditivos ha llevado a una mayor investigación y comprensión de sus posibles efectos en la salud humana.

Tipos de Aditivos Alimentarios

Los aditivos alimentarios son sustancias químicas añadidas intencionalmente a los alimentos durante su procesamiento. Se dividen en varias categorías según su función:

- Conservantes: Estos aditivos ayudan a prolongar la vida útil de los alimentos, evitando la proliferación de bacterias, levaduras y mohos. Ejemplos comunes son los nitritos y los sorbatos.

- Colorantes: Los colorantes alimentarios se utilizan para mejorar o modificar el color de los alimentos. Muchos colorantes son de origen natural, como la betanina de la remolacha, pero también hay colorantes artificiales como el rojo #40.

- Saborizantes: Los saborizantes agregan o realzan los sabores en los alimentos. Pueden ser naturales, como el extracto de vainilla, o artificiales, como el glutamato monosódico (MSG).

- Potenciadores del sabor: Estos aditivos intensifican los sabores naturales de los alimentos. El MSG es un ejemplo de potenciador del sabor.

Investigación sobre Aditivos y Salud

La investigación sobre los aditivos alimentarios ha arrojado luz sobre sus posibles efectos en la salud humana:

- Hiperactividad en niños: Algunos estudios han sugerido que ciertos colorantes y preservantes, como el rojo #40 y el benzoato de sodio, pueden estar relacionados con un aumento de la hiperactividad en niños. Sin embargo, los resultados son mixtos y se necesita más investigación.

- Sensibilidad alimentaria: Algunas personas pueden ser sensibles a ciertos aditivos alimentarios, lo que puede provocar síntomas como dolores de cabeza, urticaria y trastornos gastrointestinales.

- Cáncer: Se ha investigado la relación entre ciertos colorantes y conservantes, como el nitrito de sodio y el benzoato de sodio, y un mayor riesgo de cáncer. Si bien algunos estudios han encontrado asociaciones, la evidencia es limitada y se requiere más investigación.

Normativas y Regulaciones

La seguridad de los aditivos alimentarios está regulada en muchos países. Las agencias de seguridad alimentaria, como la FDA en Estados Unidos o la EFSA en Europa, establecen límites de ingesta diaria admisible (IDA) para muchos aditivos. Estos límites se basan en estudios científicos y buscan garantizar que los aditivos no representen un riesgo para la salud cuando se consumen en cantidades normales.

Etiquetado y Transparencia

En muchos lugares, la legislación exige que los fabricantes de alimentos proporcionen información detallada sobre los aditivos utilizados en sus productos. Esto permite a los consumidores tomar decisiones informadas sobre sus compras y evitar alimentos con aditivos a los que puedan ser sensibles.

Reducción del Consumo de Aditivos

Para reducir el consumo de aditivos en la dieta, es importante:

- Elegir alimentos naturales: Opta por alimentos frescos y no procesados siempre que sea posible.

- Leer etiquetas: Examina las etiquetas de los alimentos procesados para identificar aditivos y verifica si hay información sobre sensibilidad.

- Cocinar en casa: Preparar tus propias comidas desde cero te permite controlar los ingredientes y minimizar el uso de aditivos.

Conclusión

La investigación sobre los aditivos alimentarios es un campo en constante evolución. Si bien existen preocupaciones legítimas sobre su seguridad, es importante recordar que muchos aditivos han sido sometidos a rigurosas pruebas antes de su aprobación para su uso en alimentos.

La clave para una dieta saludable es la moderación y la elección informada, permitiéndonos disfrutar de alimentos procesados de manera ocasional mientras priorizamos alimentos frescos y naturales en nuestra dieta diaria. La investigación continua nos ayudará a comprender mejor los efectos de los aditivos en la salud a medida que avanzamos hacia una alimentación más consciente y saludable.

Cómo evitar los peligros de los alimentos ultraprocesados.

Los alimentos ultraprocesados han llegado a formar parte central de la dieta moderna, pero su consumo excesivo puede tener graves implicaciones para la salud.

Comprender los Alimentos Ultraprocesados

Los alimentos ultraprocesados son productos alimenticios que han pasado por un procesamiento industrial significativo y contienen una gran cantidad de aditivos, azúcares añadidos, grasas saturadas y sodio. Ejemplos comunes incluyen comidas rápidas, refrigerios empacados, refrescos y productos de panadería industrial.

Los Peligros para la Salud

El consumo frecuente de alimentos ultraprocesados se ha relacionado con una serie de problemas de salud, que incluyen:

- Obesidad: Estos alimentos a menudo son ricos en calorías vacías y bajos en nutrientes esenciales, lo que puede contribuir al aumento de peso y la obesidad.

- Enfermedades Cardiovasculares: La alta cantidad de grasas saturadas y sodio en los alimentos ultraprocesados puede aumentar el riesgo de enfermedades cardíacas y presión arterial alta.

- Diabetes Tipo 2: El consumo excesivo de azúcares añadidos en estos alimentos puede contribuir al desarrollo de la diabetes tipo 2.

- Problemas Digestivos: La falta de fibra y los aditivos pueden afectar la salud digestiva y contribuir a problemas como el estreñimiento.

Estrategias para Evitar los Alimentos Ultraprocesados

A pesar de los riesgos, es posible evitar o reducir significativamente el consumo de alimentos ultraprocesados:

- Lee las Etiquetas: Examina cuidadosamente las etiquetas de los alimentos antes de comprarlos. Evita los productos con una lista larga de ingredientes, especialmente aquellos con ingredientes que no puedes pronunciar.

- Cocina en Casa: Preparar tus propias comidas te permite tener control total sobre los ingredientes. Cocinar en casa con ingredientes frescos y naturales es una forma efectiva de evitar alimentos ultraprocesados.

- Reduce el Consumo de Comidas Rápidas: Limita la frecuencia con la que consumes comidas rápidas y opta por opciones más saludables en su lugar.

- Opta por Snacks Saludables: En lugar de snacks ultraprocesados como papas fritas y galletas, elige alternativas más saludables como frutos secos, frutas frescas o yogur natural.

- Consume Agua en Lugar de Bebidas Azucaradas: Las bebidas azucaradas, como refrescos y jugos, son fuentes significativas de azúcares añadidos. Opta por agua, té sin azúcar o agua con gas con un toque de limón o lima.

Promoviendo la Conciencia Alimentaria

Fomentar la conciencia alimentaria es clave para evitar los peligros de los alimentos ultraprocesados. Esto implica:

- Educación: Aprende sobre los riesgos asociados con estos alimentos y cómo tomar decisiones alimentarias informadas.

- Planificación de Comidas: Planifica tus comidas y meriendas con anticipación para evitar la tentación de recurrir a alimentos ultraprocesados cuando tienes hambre.

- Moderación: No se trata de eliminar por completo los alimentos ultraprocesados, sino de consumirlos con moderación y equilibrio.

Conclusión

Evitar los peligros de los alimentos ultraprocesados es esencial para una vida saludable a largo plazo. Al comprender los riesgos para la salud, tomar medidas prácticas para reducir el consumo de estos alimentos y promover la conciencia alimentaria, puedes proteger tu bienestar y el de tu familia. La transición a una dieta basada en alimentos frescos y naturales es un paso importante hacia una vida más saludable y equilibrada.

Capítulo 4

Mitos sobre la Proteína

Desmitificación de algunas creencias erróneas sobre las proteínas.

Por supuesto, ampliemos y extendamos el capítulo sobre la desmitificación de algunas creencias erróneas sobre las proteínas en un libro.

Desmitificación de Algunas Creencias Erróneas sobre las Proteínas

Las proteínas son nutrientes esenciales que desempeñan un papel fundamental en el funcionamiento del cuerpo humano. Sin embargo, a lo largo del tiempo, han surgido algunas creencias erróneas sobre las proteínas que es importante abordar y aclarar para comprender mejor su importancia en la dieta y la salud.

Las Proteínas Son Solo para Culturistas

Uno de los mitos más comunes es que las proteínas son exclusivas para culturistas y atletas. En realidad, las proteínas son cruciales para todas las personas, independientemente de su nivel de actividad física. Son los bloques de construcción de los tejidos en el cuerpo y participan en numerosos procesos esenciales, como la reparación celular y la función inmunológica.

Demasiada Proteína Es Dañina para los Riñones

Otro mito frecuente es que una ingesta elevada de proteínas puede dañar los riñones. Si bien es cierto que los riñones filtran los productos de desecho del metabolismo de las proteínas, esto no significa que una cantidad moderada de proteínas sea perjudicial. Para la mayoría de las personas sanas, una dieta rica en proteínas no representa un riesgo para la función renal.

Todas las Proteínas Son Igual de Saludables

No todas las proteínas son iguales en términos de calidad y efectos en la salud. Las proteínas animales y vegetales difieren en su contenido de grasas, nutrientes y otros componentes. Algunos estudios sugieren que una dieta basada en proteínas vegetales puede tener beneficios para la salud, como la reducción del riesgo de enfermedades crónicas.

Las Dietas Altas en Proteínas Son Siempre Saludables

Si bien las proteínas son esenciales, una dieta excesivamente alta en proteínas puede tener efectos negativos, como el aumento del riesgo de enfermedades cardíacas y renales. Es importante equilibrar la ingesta de proteínas con otros nutrientes y mantener una dieta variada y equilibrada.

Las Proteínas Vegetales Son Incompletas

Se ha sostenido que las proteínas vegetales son "incompletas" porque carecen de ciertos aminoácidos esenciales. Sin embargo, la combinación de diferentes fuentes de proteínas vegetales, como legumbres, granos enteros, nueces y semillas, puede proporcionar todos los aminoácidos necesarios en una dieta equilibrada.

Proteínas en Cantidades Ilimitadas para el Crecimiento Muscular

Otro mito común es que consumir grandes cantidades de proteínas es necesario para desarrollar masa muscular. Si bien las proteínas son esenciales para la construcción muscular, existe un límite en la cantidad que el cuerpo puede utilizar para este propósito. La clave para el crecimiento muscular efectivo es un equilibrio adecuado de proteínas, carbohidratos y grasas, junto con un entrenamiento adecuado.

Conclusión

La desmitificación de las creencias erróneas sobre las proteínas es esencial para una comprensión precisa de su papel en la dieta y la salud. Las proteínas son nutrientes esenciales que desempeñan una variedad de funciones vitales en el cuerpo, y su importancia va más allá de los atletas y culturistas. Al entender su papel y desafiar los mitos que las rodean, podemos tomar decisiones alimentarias más informadas y mantener una dieta equilibrada y saludable a lo largo de nuestras vidas. La clave está en la moderación, la variedad y la elección consciente de alimentos ricos en proteínas que se ajusten a nuestras necesidades individuales.

Importancia de la elección de fuentes de proteína saludables

Las proteínas son un nutriente esencial que forma la base de muchas funciones biológicas en el cuerpo humano. La elección de las fuentes de proteína en nuestra dieta desempeña un papel fundamental en nuestra salud y bienestar general. En este capítulo, exploraremos en detalle por qué es crucial optar por fuentes de proteína saludables y cómo esta elección afecta nuestra calidad de vida.

Proteínas y su Importancia

Las proteínas son los componentes básicos del cuerpo y desempeñan un papel esencial en la construcción y reparación de tejidos, la producción de enzimas y hormonas, el funcionamiento del sistema inmunológico y la generación de energía. Son parte integral de cada célula y tienen un impacto significativo en nuestra salud en general.

La Calidad de las Proteínas Importa

No todas las proteínas son iguales, y su calidad es un factor clave a considerar. Las proteínas se componen de aminoácidos, y la calidad de una fuente de proteína se mide por su contenido de aminoácidos esenciales y biodisponibilidad. Las fuentes de proteína animal, como la carne magra, el pescado y los productos lácteos, tienden a ser proteínas de alta calidad. Sin embargo, las proteínas vegetales, como las legumbres, los granos enteros, las nueces y las semillas, también pueden proporcionar proteínas de alta calidad cuando se combinan adecuadamente.

Beneficios de las Fuentes de Proteína Saludables

Optar por fuentes de proteína saludables ofrece una serie de beneficios para la salud:

- Mantenimiento y Reparación de Tejidos: Las proteínas son esenciales para la construcción y reparación de tejidos corporales, lo que incluye músculos, piel, cabello y órganos internos.

- Saciedad: Las proteínas son altamente saciantes, lo que ayuda a controlar el apetito y a mantener un peso saludable.

- Salud Cardiovascular: La elección de proteínas magras y bajas en grasas saturadas puede ayudar a reducir el riesgo de enfermedades cardíacas.

- Control de Azúcar en Sangre: Las proteínas pueden ayudar a estabilizar los niveles de azúcar en sangre, lo que es beneficioso para las personas con diabetes o en riesgo de desarrollar la enfermedad.

Fuentes de Proteína Saludables

Es importante incluir una variedad de fuentes de proteína en la dieta para obtener un perfil completo de nutrientes. Algunas opciones saludables incluyen:

- Pescado: El pescado graso, como el salmón y el atún, es una excelente fuente de proteína y ácidos grasos omega-3 beneficiosos para la salud del corazón.

- Pechuga de Pollo o Pavo: Estas opciones magras son ricas en proteínas y bajas en grasas saturadas.

- Legumbres: Los frijoles, lentejas y garbanzos son fuentes vegetales ricas en proteínas y fibra.

- Nueces y Semillas: Almendras, nueces, chía y semillas de lino son ricas en proteínas y grasas saludables.

- Productos Lácteos Bajos en Grasa: El yogur, el queso cottage y la leche desnatada son opciones ricas en proteínas y calcio.

Decisiones Conscientes en la Elección de Proteínas

Al tomar decisiones conscientes sobre las fuentes de proteína que incorporamos en nuestra dieta, estamos invirtiendo en nuestra salud a largo plazo. Esto implica:

- Reducir el Consumo de Carne Roja y Procesada: Las carnes rojas y procesadas se han relacionado con un mayor riesgo de enfermedades cardíacas y cáncer. Reduzca su consumo y opte por proteínas magras.

- Variar las Fuentes de Proteína: Explore fuentes de proteína vegetal y animal para obtener una variedad de nutrientes.

- Leer Etiquetas: Al comprar alimentos procesados, lea las etiquetas para evaluar el contenido de proteínas y otros nutrientes.

Conclusión

La elección de fuentes de proteína saludables es esencial para mantener una dieta equilibrada y promover la salud y el bienestar a largo plazo.

Las proteínas son nutrientes fundamentales que tienen un impacto en casi todos los aspectos de la salud, desde la construcción de tejidos hasta la saciedad y el control de azúcar en sangre.

Al tomar decisiones informadas y conscientes sobre las fuentes de proteína que incorporamos en nuestra dieta, estamos tomando medidas positivas para optimizar nuestra salud y calidad de vida.

Capítulo 5

Dieta y Salud Mental

Relación entre la Nutrición y la Salud Mental

La conexión entre lo que comemos y cómo nos sentimos mentalmente es un área de investigación en crecimiento en la ciencia de la nutrición. Cada vez hay más evidencia que sugiere que nuestra dieta puede tener un impacto significativo en nuestra salud mental y bienestar emocional. En este capítulo, exploraremos en detalle esta relación y cómo las elecciones alimentarias pueden afectar nuestra salud mental.

El Cerebro y la Alimentación

El cerebro es un órgano altamente activo que requiere una cantidad constante de nutrientes para funcionar correctamente. Estos nutrientes incluyen vitaminas, minerales, antioxidantes y grasas saludables. Una dieta equilibrada y rica en estos nutrientes puede tener un impacto positivo en la función cerebral y, por lo tanto, en la salud mental.

Alimentos y Estado de Ánimo

Los alimentos que consumimos pueden influir en nuestro estado de ánimo. Por ejemplo:

- Carbohidratos: Los carbohidratos complejos, como los que se encuentran en granos enteros, frutas y verduras, pueden aumentar la producción de serotonina, una sustancia química cerebral que mejora el estado de ánimo.
- Ácidos Grasos Omega-3: Los ácidos grasos omega-3, que se encuentran en pescados grasos como el salmón y las nueces, están relacionados con la reducción de la depresión y la ansiedad.
- Antioxidantes: Los alimentos ricos en antioxidantes, como las frutas y verduras, pueden proteger al cerebro de daños oxidativos y reducir el riesgo de trastornos mentales.

Nutrientes Específicos y Salud Mental

Ciertos nutrientes específicos han sido vinculados con la salud mental:

- Vitamina D: La deficiencia de vitamina D se ha relacionado con la depresión y otros trastornos del estado de ánimo. La exposición al sol y el consumo de alimentos ricos en vitamina D, como el pescado y los huevos, pueden ser beneficiosos.

- Complejo B: Las vitaminas del complejo B, como la vitamina B12 y el ácido fólico, son importantes para el funcionamiento adecuado del sistema nervioso y pueden influir en la salud mental.

Dieta Mediterránea y Salud Mental

La dieta mediterránea, que se caracteriza por ser rica en frutas, verduras, pescado, nueces y aceite de oliva, ha sido asociada con un menor riesgo de trastornos mentales y un mejor bienestar emocional. Sus componentes nutritivos, como los ácidos grasos omega-3 y los antioxidantes, pueden contribuir a estos beneficios.

Impacto de la Dieta en Trastornos Mentales

La dieta también se ha relacionado con la prevención y el manejo de trastornos mentales como la depresión y la ansiedad. Los estudios sugieren que una alimentación saludable puede reducir el riesgo de desarrollar estos trastornos y mejorar la eficacia de los tratamientos.

Estrategias para una Dieta Saludable para la Mente

Para mejorar la salud mental a través de la nutrición, es importante:

- Incorporar una Variedad de Alimentos: Consumir una variedad de alimentos garantiza una gama completa de nutrientes.

- Limitar Azúcares y Alimentos Procesados: Reducir el consumo de azúcares añadidos y alimentos ultraprocesados puede beneficiar la salud mental.
- Hidratación Adeuada: Mantenerse bien hidratado es esencial para el funcionamiento adecuado del cerebro.

Nutrientes Clave para el Cerebro

El cerebro es un órgano altamente metabólico que requiere una serie de nutrientes específicos para funcionar de manera óptima. Estos nutrientes desempeñan un papel fundamental en el desarrollo de neurotransmisores, la protección de las células cerebrales y la mejora de la función cognitiva.

Ácido Graso Omega-3:

Los ácidos grasos omega-3, como el ácido eicosapentaenoico (EPA) y el ácido docosahexaenoico (DHA), son fundamentales para la salud cerebral. Se encuentran en alimentos como el salmón, el arenque, las nueces y las semillas de chía. Estos nutrientes pueden mejorar la comunicación entre las células cerebrales, reducir la inflamación y promover un estado de ánimo positivo.

Vitamina B:

Las vitaminas del complejo B, en particular la vitamina B6, la vitamina B9 (ácido fólico) y la vitamina B12, desempeñan un papel vital en la función cerebral. Estas vitaminas son esenciales para la producción de neurotransmisores como la serotonina y la dopamina, que influyen en el estado de ánimo y la cognición. Fuentes de vitaminas B incluyen carnes magras, pescado, legumbres y alimentos fortificados.

Antioxidantes:

Los antioxidantes, como las vitaminas C y E, el selenio y los flavonoides, ayudan a proteger al cerebro contra el estrés oxidativo. Los alimentos ricos en antioxidantes incluyen frutas y verduras de colores brillantes, nueces y granos enteros. Estos compuestos pueden retrasar el envejecimiento cerebral y reducir el riesgo de deterioro cognitivo.

Aminoácidos:

Los aminoácidos, que son los bloques de construcción de las proteínas, son esenciales para la formación de neurotransmisores. El triptófano, por ejemplo, es un aminoácido precursor de la serotonina, que influye en el estado de ánimo y la regulación del sueño. Fuentes de triptófano incluyen pavo, pollo, pescado, productos lácteos y legumbres.

Minerales:

Minerales como el zinc y el hierro son necesarios para una función cerebral adecuada. El hierro transporta oxígeno al cerebro, mientras que el zinc juega un papel en la memoria y el aprendizaje. Alimentos ricos en hierro incluyen carne roja magra, pavo y espinacas, mientras que las fuentes de zinc incluyen carne de res, pollo, nueces y granos enteros.

Hidratación:

El agua es esencial para el funcionamiento del cerebro. La deshidratación puede afectar negativamente la concentración y la función cognitiva. Asegurarse de mantenerse bien hidratado es crucial para el rendimiento mental óptimo.

Planificación de Comidas para el Cerebro

Para garantizar un suministro constante de estos nutrientes esenciales para el cerebro, es importante incluir una variedad de alimentos en la dieta diaria. Un enfoque de alimentación equilibrada que incorpora pescado, nueces, frutas, verduras, legumbres, carnes magras y productos lácteos bajos en grasa puede proporcionar los nutrientes necesarios para mantener un cerebro saludable.

Impacto en la Salud Mental

Estos nutrientes para el cerebro no solo benefician la función cognitiva, sino que también pueden tener un impacto en la salud mental en general. Una dieta rica en estos nutrientes puede ayudar a reducir el riesgo de trastornos del estado de ánimo, como la depresión y la ansiedad, y mejorar el bienestar emocional.

Conclusión

La relación entre la nutrición y la salud mental se profundiza aún más cuando consideramos los nutrientes específicos que apoyan la función cerebral. Al incorporar una amplia gama de alimentos ricos en ácidos grasos omega-3, vitaminas del complejo B, antioxidantes, aminoácidos y minerales en nuestra dieta, estamos proporcionando a nuestro cerebro los recursos necesarios para funcionar de manera óptima y mantener una salud mental sólida. Cuidar de nuestra dieta es una forma efectiva de cuidar de nuestra mente y emociones, lo que puede conducir a una vida más saludable y equilibrada en general.

Cómo una mala alimentación puede afectar el bienestar emocional. Por supuesto, extendamos y ampliemos cómo una mala alimentación puede afectar el bienestar emocional.

Cómo una Mala Alimentación Puede Afectar el Bienestar Emocional

La relación entre la nutrición y la salud mental es un área en constante expansión de investigación, y se ha vuelto cada vez más evidente que lo que comemos puede tener un impacto significativo en nuestro bienestar emocional. Una mala alimentación, caracterizada por el consumo excesivo de alimentos ultraprocesados, azúcares añadidos, grasas saturadas y una falta de nutrientes esenciales, puede contribuir a una serie de problemas emocionales y de salud mental.

Cambios en el Estado de Ánimo

Uno de los efectos más inmediatos de una mala alimentación es el impacto en el estado de ánimo. Los alimentos ricos en azúcares añadidos pueden provocar fluctuaciones en los niveles de azúcar en sangre, lo que puede llevar a cambios bruscos en el estado de ánimo, como la irritabilidad y la fatiga. Estos cambios pueden afectar la estabilidad emocional y la capacidad para manejar el estrés.

Inflamación y Salud Mental

Una dieta alta en alimentos ultraprocesados y bajos en nutrientes puede provocar inflamación crónica en el cuerpo. Esta inflamación puede afectar no solo la salud física, sino también la salud mental. Se ha relacionado la inflamación con un mayor riesgo de trastornos del estado de ánimo como la depresión y la ansiedad.

Energía y Productividad

Una dieta pobre en nutrientes esenciales puede resultar en bajos niveles de energía y falta de concentración. Esto puede afectar la productividad en el trabajo o en las actividades diarias, lo que a su vez puede generar estrés y ansiedad.

Impacto en la Autoestima

El ciclo de una mala alimentación que resulta en aumento de peso y problemas de salud puede afectar la autoestima. Las personas pueden experimentar sentimientos de culpa, vergüenza y autoestima reducida, lo que puede contribuir a problemas emocionales.

Estrés y Alimentación

El estrés puede llevar a elecciones alimentarias poco saludables, como recurrir a alimentos reconfortantes ricos en azúcares y grasas. Este ciclo de estrés y mala alimentación puede crear un ambiente propicio para la ansiedad y la depresión.

El Círculo Vicioso

Una mala alimentación y problemas de salud mental pueden formar un círculo vicioso. Por ejemplo, la depresión puede llevar a la búsqueda de alimentos reconfortantes poco saludables, lo que a su vez puede empeorar la depresión. Romper este ciclo puede requerir una atención cuidadosa tanto a la salud mental como a la alimentación.

Mejorando el Bienestar Emocional a Través de la Nutrición

El camino hacia un mejor bienestar emocional a través de la nutrición implica:

- Conciencia Alimentaria: Tomar conciencia de cómo la alimentación afecta el estado de ánimo y el bienestar emocional puede ser el primer paso para realizar cambios positivos.

- Elegir Nutrientes: Priorizar alimentos ricos en nutrientes esenciales, como frutas, verduras, granos enteros, proteínas magras y grasas saludables, puede mejorar la salud mental.

- Moderación: No se trata de eliminar por completo los alimentos menos saludables, sino de consumirlos con moderación y equilibrio.

- Apoyo Profesional: En casos de trastornos alimentarios o problemas de salud mental, buscar la ayuda de profesionales de la salud puede ser fundamental para abordar estas cuestiones.

El Vínculo entre la Microbiota Intestinal y la Salud Mental

Una de las áreas más fascinantes de investigación es la relación entre la microbiota intestinal (el conjunto de microorganismos que habitan en nuestro tracto digestivo) y la salud mental.

La calidad de nuestra dieta puede influir en la composición y diversidad de la microbiota intestinal, y esto, a su vez, puede tener un impacto significativo en nuestra salud emocional.

El Efecto del Azúcar en la Microbiota

El exceso de azúcar en la dieta puede alterar negativamente la microbiota intestinal al fomentar el crecimiento de bacterias perjudiciales y reducir las bacterias beneficiosas. Este desequilibrio en la microbiota, conocido como disbiosis, se ha asociado con problemas de salud mental, incluida la depresión.

Los Prebióticos y Probióticos para la Salud Mental

Los prebióticos, que son fibras no digeribles que alimentan a las bacterias beneficiosas en el intestino, y los probióticos, que son microorganismos vivos que pueden promover un equilibrio saludable en la microbiota, se han estudiado por su capacidad para influir en la salud mental. Consumir alimentos ricos en prebióticos, como ajo, cebolla y alcachofas, o probióticos, como yogur y kimchi, puede tener beneficios potenciales para la salud mental.

El Impacto del Estrés en la Alimentación

Es importante destacar que la relación entre la alimentación y la salud mental es bidireccional. Si bien una mala alimentación puede afectar negativamente la salud mental, el estrés y los problemas emocionales también pueden influir en las elecciones alimentarias. El estrés crónico puede llevar a la búsqueda de alimentos reconfortantes poco saludables, lo que puede exacerbar el ciclo de una mala alimentación.

Estrategias para Mejorar la Relación entre Nutrición y Bienestar Emocional

- Mantener un Diario Alimentario: Llevar un registro de los alimentos que consume y cómo se siente después puede ayudar a identificar patrones y conexiones entre la alimentación y el estado de ánimo.

- Planificación de Comidas: Planificar comidas equilibradas y tener alimentos saludables disponibles puede facilitar la elección de opciones nutritivas.
- Apoyo Profesional: En situaciones en las que la relación con la comida está afectada negativamente o se experimentan problemas graves de salud mental, buscar el apoyo de profesionales de la salud, como nutricionistas y psicólogos, puede ser fundamental.

Conclusión

Una mala alimentación puede tener un impacto significativo en el bienestar emocional, lo que destaca la importancia de tomar decisiones alimentarias informadas y conscientes.

La nutrición adecuada no solo es esencial para el cuerpo, sino también para la mente. Al priorizar una alimentación equilibrada y rica en nutrientes esenciales, podemos ayudar a mantener un estado de ánimo estable, reducir el riesgo de trastornos mentales y mejorar nuestra calidad de vida en general. La nutrición y la salud mental están estrechamente relacionadas, y cuidar de ambas es esencial para una vida saludable y equilibrada.

Capítulo 6

Nutrición en la Era Digital

Influencia de la publicidad y las redes sociales en nuestras elecciones alimentarias.

En la era digital y de la información en la que vivimos, la influencia de la publicidad y las redes sociales en nuestras elecciones alimentarias se ha convertido en un tema relevante y apremiante.

La Publicidad de Alimentos

La publicidad de alimentos es omnipresente en nuestra sociedad. Los anuncios de televisión, carteles en las calles, banners en sitios web y redes sociales promocionan una amplia gama de productos alimenticios. Estos anuncios a menudo presentan alimentos altos en calorías, azúcar y grasas, contribuyendo a la promoción de opciones poco saludables.

Técnicas de Marketing Persuasivas

Las técnicas de marketing utilizadas en la publicidad de alimentos son altamente persuasivas. Se recurre a la psicología del consumidor para crear mensajes que generen deseo y anhelo por ciertos productos. Estrategias como la escasez, la asociación con celebridades y el uso de colores y música atractivos se emplean para influir en nuestras elecciones alimentarias.

El Efecto de las Redes Sociales

Las redes sociales, con su capacidad para la viralización de contenido, han ampliado aún más la influencia de la publicidad de alimentos. Las imágenes de alimentos apetitosos y la promoción de dietas extremas pueden afectar nuestras percepciones sobre la comida y generar presión para seguir tendencias poco saludables.

Publicidad Dirigida

La publicidad en línea ha avanzado hacia la personalización extrema, utilizando datos de usuarios para dirigir anuncios específicos a grupos demográficos y preferencias individuales. Esto significa que las personas pueden verse bombardeadas con anuncios de alimentos que se ajustan a sus hábitos y preferencias, lo que puede reforzar elecciones alimentarias poco saludables.

Estrategias de la Industria Alimentaria

La industria alimentaria invierte grandes sumas de dinero en marketing y publicidad para promover productos procesados y azucarados. Estas estrategias a menudo se centran en el sabor, la conveniencia y la indulgencia, en lugar de la salud, lo que puede llevar a elecciones alimentarias impulsivas y poco saludables.

Cómo Tomar Decisiones Informadas

Es fundamental desarrollar habilidades para tomar decisiones alimentarias informadas en un entorno saturado de mensajes comerciales. Esto implica:

- Educación Nutricional: Aprender sobre los fundamentos de la nutrición y cómo leer las etiquetas de los alimentos puede ayudar a comprender la calidad nutricional de lo que consumimos.

- Conciencia de la Publicidad: Reconocer las técnicas persuasivas utilizadas en la publicidad y las redes sociales puede ayudar a resistir la influencia de los anuncios poco saludables.

- Evaluación Crítica: Antes de tomar una decisión alimentaria, es importante cuestionar si esa elección está basada en necesidades nutricionales o en influencias externas.

El Papel de la Regulación Gubernamental

En algunos países, se han implementado regulaciones para limitar la publicidad de alimentos poco saludables, especialmente dirigida a niños. Estas regulaciones buscan proteger la salud pública al reducir la exposición a mensajes promocionales de alimentos poco saludables.

Conclusión

La influencia de la publicidad y las redes sociales en nuestras elecciones alimentarias es innegable en la sociedad actual. Sin embargo, podemos tomar medidas para proteger nuestra salud y bienestar emocional al desarrollar la conciencia crítica, educarnos sobre la nutrición y resistir las estrategias persuasivas de la industria alimentaria. Al hacerlo, podemos tomar decisiones alimentarias más informadas y saludables en un mundo donde los mensajes comerciales están en todas partes.

La autonomía y el conocimiento son nuestras mejores herramientas para mantener un equilibrio entre lo que vemos en pantalla y lo que ponemos en nuestro plato.

Estrategias para Resistir las Tentaciones Digitales en la Alimentación

En la era digital, donde la publicidad de alimentos y las redes sociales pueden influir en nuestras elecciones alimentarias, es esencial contar con estrategias sólidas para resistir las tentaciones digitales.

Desarrollar la Conciencia Digital

El primer paso para resistir las tentaciones digitales en la alimentación es ser conscientes de su existencia. Reconocer que estamos expuestos constantemente a anuncios y mensajes persuasivos sobre alimentos nos permite tomar decisiones más informadas.

Limitar el Tiempo en las Redes Sociales

Reducir el tiempo que pasamos en las redes sociales puede ser una estrategia efectiva. Establecer límites diarios o semanales para el uso de plataformas en línea puede ayudarnos a reducir la exposición a anuncios y contenido relacionado con la alimentación.

Seguir Cuentas Saludables

En lugar de seguir cuentas que promocionen dietas extremas o alimentos poco saludables, podemos optar por seguir cuentas que promuevan la nutrición equilibrada y recetas saludables. Esto nos expone a mensajes más positivos y educativos sobre la alimentación.

Evitar Comprar por Impulso

Cuando vemos anuncios de alimentos tentadores en línea, es importante resistir la urgencia de comprar por impulso. Tomarnos un tiempo para reflexionar sobre si realmente necesitamos ese producto o si es una elección saludable puede evitar decisiones apresuradas.

Planificar Comidas con Anticipación

Planificar las comidas con anticipación y mantener alimentos saludables disponibles puede ayudar a resistir la tentación de recurrir a opciones poco saludables cuando estamos expuestos a anuncios de alimentos en línea.

Hacer Listas de Compras

Hacer listas de compras antes de ir al supermercado y ceñirse a ellas puede ayudar a evitar las compras impulsivas de alimentos que vemos en publicidades en línea.

Practicar la Moderación

Es importante recordar que no se trata de eliminar por completo los placeres culinarios, sino de disfrutarlos con moderación. Conocer nuestras propias debilidades y límites puede ayudarnos a tomar decisiones alimentarias más equilibradas.

Compartir con la Comunidad

Compartir nuestras experiencias y desafíos con amigos y familiares puede brindar apoyo y motivación. La comunidad puede ser una fuente de fortaleza para resistir las tentaciones digitales en la alimentación.

Buscar Fuentes Confiables de Información

Cuando tengamos dudas sobre la información nutricional de un producto o una dieta, es importante buscar fuentes confiables de información, como sitios web de salud y nutrición respaldados por profesionales.

Educar a las Generaciones Futuras

Enseñar a las generaciones futuras sobre la influencia de la publicidad y las redes sociales en la alimentación puede ser fundamental para desarrollar habilidades de resistencia desde una edad temprana.

Conclusión

En un mundo digital donde la publicidad y las redes sociales pueden influir en nuestras elecciones alimentarias, es esencial desarrollar estrategias sólidas para resistir las tentaciones.

Al ser conscientes de la influencia digital, establecer límites de tiempo en línea, seguir cuentas saludables y tomar decisiones alimentarias informadas, podemos tomar el control de nuestra dieta y promover un estilo de vida más saludable. La resistencia a las tentaciones digitales en la alimentación se trata de empoderarnos para tomar decisiones conscientes y saludables en un mundo cada vez más digitalizado.

Capítulo 7

Alimentación Consciente y Sostenible

Promoción de una alimentación consciente y respetuosa con el medio ambiente

La relación entre nuestras elecciones alimentarias y el medio ambiente es un tema crucial en la actualidad. En este capítulo, exploraremos cómo nuestras decisiones sobre qué y cómo comemos pueden tener un impacto significativo en el planeta y cómo podemos promover una alimentación consciente y respetuosa con el medio ambiente.

La Alimentación y el Medio Ambiente

Es fundamental comprender cómo la producción, el transporte y el consumo de alimentos pueden contribuir a problemas ambientales como la deforestación, la pérdida de biodiversidad y el cambio climático. La producción de alimentos es una de las principales fuentes de emisiones de gases de efecto invernadero y un factor clave en la degradación ambiental.

Consumo de Carne y Sostenibilidad

Uno de los aspectos más destacados es la relación entre el consumo de carne y la sostenibilidad. La producción de carne, especialmente la de ganado, es una de las principales fuentes de emisiones de gases de efecto invernadero y la principal causa de la deforestación en algunas regiones.

Elección de Alimentos Sostenibles

Una alimentación consciente y respetuosa con el medio ambiente implica elegir alimentos que sean más sostenibles en términos de producción y transporte. Optar por alimentos de temporada y productos locales puede reducir la huella ecológica de nuestra dieta.

Reducción del Desperdicio de Alimentos

El desperdicio de alimentos es un problema global significativo. Aproximadamente un tercio de todos los alimentos producidos se desperdicia. Reducir el desperdicio de alimentos a nivel personal es una forma efectiva de contribuir a la sostenibilidad ambiental.

Consumo Consciente

El consumo consciente implica ser consciente de cómo nuestras elecciones alimentarias afectan al medio ambiente y tomar decisiones informadas. Esto incluye conocer la procedencia de los alimentos, buscar productos con etiquetas ecológicas y apoyar a empresas y agricultores comprometidos con prácticas sostenibles.

Alternativas Sostenibles a la Carne

La reducción del consumo de carne y la exploración de alternativas sostenibles, como las proteínas vegetales, pueden ser una parte integral de una alimentación respetuosa con el medio ambiente. Las proteínas vegetales, como las legumbres y los alimentos a base de plantas, tienen una huella ecológica menor en comparación con la carne.

Agricultura Ecológica

La agricultura ecológica se centra en prácticas sostenibles que minimizan el uso de pesticidas y fertilizantes químicos. Apoyar la agricultura ecológica contribuye a la salud del suelo y la biodiversidad.

Educación y Conciencia

Fomentar la educación y la conciencia sobre la relación entre la alimentación y el medio ambiente es esencial. Las instituciones educativas y las comunidades pueden desempeñar un papel importante en la promoción de una alimentación consciente y sostenible.

Implicaciones Globales

Reconocer que nuestras elecciones alimentarias tienen implicaciones globales nos anima a ser agentes de cambio positivo. Al tomar decisiones alimentarias que tengan en cuenta la sostenibilidad ambiental, podemos contribuir a la preservación de nuestro planeta para las generaciones futuras.

Conclusión

Nuestras elecciones alimentarias pueden marcar la diferencia en términos de reducción de emisiones de carbono, conservación de la biodiversidad y preservación de recursos naturales. Al ser conscientes de la huella ecológica de nuestra dieta y tomar decisiones informadas, podemos desempeñar un papel activo en la construcción de un futuro más sostenible para nuestro planeta y las generaciones venideras.

Cómo Nuestras Elecciones Alimentarias Afectan al Planeta

En este capítulo, profundizaremos en cómo nuestras elecciones alimentarias tienen un impacto directo en la salud y el bienestar de nuestro planeta. Examinaremos los diversos aspectos de la producción de alimentos, la agricultura y el consumo que influyen en la sostenibilidad ambiental.

Producción de Alimentos y Medio Ambiente

La producción de alimentos a gran escala es una de las principales fuentes de impacto ambiental. El uso intensivo de recursos como tierra, agua y energía para cultivar, criar y procesar alimentos tiene un costo significativo para el medio ambiente.

Agricultura Convencional vs. Agricultura Sostenible

Compararemos la agricultura convencional, que a menudo depende de fertilizantes químicos y pesticidas, con la agricultura sostenible, que se basa en prácticas ecológicas para proteger la salud del suelo y reducir la erosión y la contaminación del agua.

Pérdida de Biodiversidad

La expansión de la agricultura y la tala de bosques para dar paso a la producción de alimentos tienen un impacto negativo en la biodiversidad. La pérdida de hábitats naturales afecta a las especies animales y vegetales.

Huella de Carbono de los Alimentos

La producción y el transporte de alimentos contribuyen significativamente a las emisiones de gases de efecto invernadero. Discutiremos cómo algunos alimentos tienen una huella de carbono mucho mayor que otros y cómo nuestras elecciones alimentarias pueden influir en la mitigación del cambio climático.

Consumo de Agua y Alimentación

La agricultura es uno de los mayores consumidores de agua en el mundo. Investigaremos cómo el riego y la producción de alimentos a menudo requieren grandes cantidades de agua, y cómo reducir el consumo de carne puede disminuir la huella hídrica.

Impacto de la Ganadería

La ganadería, en particular la producción de carne de res, es una de las industrias más intensivas en recursos y que más contribuye a las emisiones de gases de efecto invernadero. Analizaremos cómo el consumo de carne afecta al planeta y las alternativas sostenibles.

Desperdicio de Alimentos

El desperdicio de alimentos es un problema mundial, y su impacto en el medio ambiente es significativo. Estudiaremos cómo el desperdicio de alimentos contribuye al agotamiento de recursos y emisiones innecesarias de gases de efecto invernadero.

El Papel de la Tecnología

La tecnología, como la agricultura de precisión y la agricultura vertical, puede desempeñar un papel en la producción de alimentos más sostenible y eficiente.

Cambios Individuales y Colectivos

Destacaremos la importancia de que tanto los individuos como las comunidades tomen medidas para reducir su impacto ambiental a través de elecciones alimentarias más conscientes y sostenibles.

Conclusión

Nuestras elecciones alimentarias tienen un poderoso efecto en la salud de nuestro planeta. Al entender cómo la producción de alimentos, la agricultura y el consumo afectan al medio ambiente, podemos tomar decisiones informadas y responsables.

Cada elección alimentaria puede marcar la diferencia y contribuir a un futuro más sostenible y saludable para nuestro planeta y las generaciones futuras. La relación entre la comida y el medio ambiente es innegable, y tomar medidas para reducir nuestra huella ecológica a través de nuestras elecciones alimentarias es esencial para un futuro sostenible.

Capítulo 8

Hacia una Nutrición Equilibrada

Consejos para una alimentación saludable y equilibrada.

En este capítulo, proporcionaremos consejos prácticos y recomendaciones para ayudar a las personas a tomar decisiones alimentarias informadas que respalden su bienestar físico y emocional.

La Importancia de una Alimentación Saludable

Comenzaremos por destacar la relevancia de una alimentación saludable. Una dieta equilibrada es esencial para mantener la salud, la energía y prevenir enfermedades a largo plazo.

Variedad en la Dieta

Promoveremos la diversidad en la dieta como un principio clave. Consumir una amplia variedad de alimentos garantiza que obtengamos una gama completa de nutrientes esenciales para el funcionamiento óptimo del cuerpo.

Frutas y Verduras

Profundizaremos en la importancia de incluir frutas y verduras en cada comida. Estos alimentos son ricos en vitaminas, minerales y antioxidantes que protegen nuestra salud y fortalecen el sistema inmunológico.

Grasas Saludables

Explicaremos la diferencia entre grasas saludables, como las presentes en el aceite de oliva y los frutos secos, y grasas saturadas o trans perjudiciales para la salud cardiovascular.

Proteínas Magras

Destacaremos la importancia de elegir fuentes de proteína magra, como pescado, aves de corral y legumbres, y cómo estas opciones pueden ayudar a mantener la masa muscular y la saciedad.

Hidratación Adecuada

Abordaremos la hidratación como un aspecto crucial de una alimentación saludable. Beber suficiente agua es esencial para el funcionamiento adecuado del cuerpo y la mente.

Control de Porciones

Hablaremos sobre la importancia de controlar las porciones y cómo esto puede ayudar a evitar el exceso de calorías y mantener un peso saludable.

Evitar el Exceso de Azúcar y Sal

Ofreceremos estrategias para reducir el consumo de azúcar y sal en la dieta, lo que puede ayudar a prevenir enfermedades crónicas como la diabetes y la hipertensión.

Planificación de Comidas

Promoveremos la planificación de comidas como una herramienta efectiva para tomar decisiones alimentarias más saludables y evitar las elecciones impulsivas poco saludables.

Comer Conscientemente

La importancia de comer conscientemente, prestando atención a las señales de hambre y saciedad, y disfrutando de la comida sin distracciones.

Cómo Afrontar los Antojos

Proporcionaremos estrategias para lidiar con los antojos de alimentos poco saludables y cómo satisfacer estos deseos de manera más equilibrada.

Incluir Tiempo para la Actividad Física

Relacionaremos la actividad física con la alimentación saludable, destacando cómo el ejercicio regular complementa una dieta equilibrada.

Educación Nutricional

La educación nutricional y cómo comprender las etiquetas de los alimentos puede ayudarnos a tomar decisiones más informadas.

Conclusión

Una alimentación saludable y equilibrada es un pilar fundamental para una vida saludable y enérgica. Al adoptar estos consejos y recomendaciones, podemos tomar decisiones alimentarias que respalden nuestra salud física y emocional. La alimentación consciente y equilibrada es una inversión en nuestro bienestar a largo plazo, y cada elección alimentaria cuenta para una vida más saludable y plena.

Apéndice

Recetas Saludables para una Nutrición Consciente

En este apéndice, encontrarás una selección de recetas saludables y equilibradas que complementan los conceptos y principios presentados en el libro "Los Demonios de la Nutrición". Estas recetas están diseñadas para fomentar una alimentación consciente y respetuosa con el medio ambiente. Cada plato se ha creado teniendo en cuenta la nutrición y la sostenibilidad, lo que te permitirá disfrutar de deliciosas comidas mientras cuidas de tu salud y el planeta.

Ensalada Arcoíris de Quinua

Ingredientes:

1 taza de quinua cocida y enfriada

1 taza de espinacas baby

1/2 taza de zanahorias ralladas

1/2 taza de pimientos rojos en cubos

1/2 taza de maíz cocido

1/4 taza de garbanzos cocidos

1/4 taza de aguacate en cubos

2 cucharadas de semillas de chía

2 cucharadas de aceite de oliva

2 cucharadas de jugo de limón

Sal y pimienta al gusto

Instrucciones:

En un tazón grande, mezcla la quinua, las espinacas, las zanahorias,
los pimientos, el maíz, los garbanzos y el aguacate.

En un recipiente aparte, mezcla el aceite de oliva, el jugo de limón, la
sal y la pimienta.

Vierte la vinagreta sobre la ensalada y mezcla bien.

Espolvorea las semillas de chía por encima.

Sirve y disfruta.

Salmón al Horno con Vegetales Asados

Ingredientes:

2 filetes de salmón

2 zanahorias, cortadas en tiras

1 calabacín, cortado en rodajas

1 pimiento rojo, cortado en tiras

1 cucharada de aceite de oliva

1 cucharadita de romero seco

1 cucharadita de tomillo seco

Sal y pimienta al gusto

Rodajas de limón (opcional)

Instrucciones:

Precalienta el horno a 180°C (350°F).

Coloca los filetes de salmón en una bandeja para hornear.

En un tazón, mezcla las zanahorias, el calabacín y el pimiento con el aceite de oliva, el romero, el tomillo, la sal y la pimienta.

Extiende los vegetales alrededor de los filetes de salmón en la bandeja para hornear.

Opcionalmente, coloca rodajas de limón sobre el salmón.

Hornea durante 15-20 minutos o hasta que el salmón esté cocido y los vegetales estén tiernos.

Batido Verde Energizante

Ingredientes:

2 tazas de espinacas frescas

1 plátano maduro

1/2 aguacate

1 taza de leche de almendra o leche vegetal de tu elección

1 cucharada de miel o jarabe de arce (opcional)

Hielo al gusto

Instrucciones:

Coloca todos los ingredientes en una licuadora.

Mezcla hasta obtener una consistencia suave y cremosa.

Añade más leche si es necesario para alcanzar la consistencia deseada.

Endulza con miel o jarabe de arce si lo deseas.

Sirve en un vaso y disfruta.

Estas recetas son solo el comienzo de tu viaje hacia una alimentación consciente y saludable. Experimenta con ingredientes frescos y locales siempre que sea posible, y recuerda que cada elección que hagas en tu dieta puede contribuir a tu bienestar y al cuidado del medio ambiente.

¡Disfruta de tu viaje hacia una nutrición más consciente y sostenible!

¡TE REGALO MI RECETARIO!

+200 RECETAS SALUDABLES.

Escanea el código

Recursos útiles para una nutrición consciente

Libros sobre Nutrición:

"In Defense of Food" de Michael Pollan.

"The Omnivore's Dilemma" de Michael Pollan.

"Come Comida Real" de Carlos Ríos.

"La Dieta de la Longevidad" de Valter Longo.

Aplicaciones de Nutrición:

MyFitnessPal: Para rastrear la ingesta de alimentos y obtener información nutricional detallada.

Cronometer: Proporciona un seguimiento exhaustivo de la ingesta de nutrientes.

Yazio: Ayuda con la planificación de comidas y el seguimiento de calorías.

Sitios Web:

Sociedad Española de Nutrición: Ofrece información confiable y recursos educativos.

Harvard T.H. Chan School of Public Health Nutrition Source: Contiene artículos y herramientas útiles sobre nutrición.

Nutrición.org: Un recurso completo de nutrición en línea.

Documentales:

"Food, Inc.": Examina la industria alimentaria y sus implicaciones para la salud y el medio ambiente.

"Forks Over Knives": Explora los beneficios de una dieta basada en plantas.

"Cooked" (Serie de Netflix): Muestra la relación entre la cocina y la nutrición.

Nutricionistas y Dietistas:

Consultar a un profesional de la salud puede ser esencial para recibir orientación personalizada sobre nutrición.

Organizaciones:

Greenpeace: Proporciona información sobre sostenibilidad alimentaria y la relación entre la alimentación y el medio ambiente.

WWF (Fondo Mundial para la Naturaleza): Ofrece recursos sobre alimentos sostenibles.

Podcasts:

"Nutrición con Sabor" de Juan Revenga: Aborda temas variados relacionados con la nutrición.

"Come Limpio, Vive Limpio" de María Barón: Explora la relación entre la alimentación y la salud.

Redes Sociales:

Sigue a nutricionistas y expertos en salud en plataformas como Instagram o Twitter para obtener consejos e información actualizada.
Grupos de Apoyo y Comunidades en Línea:

Participa en grupos de Facebook o foros de discusión sobre nutrición consciente para compartir experiencias y obtener consejos.
Cursos en Línea:

Plataformas como Coursera y edX ofrecen cursos gratuitos sobre nutrición y alimentación saludable.
Estos recursos pueden ayudarte a informarte y tomar decisiones más conscientes sobre tu alimentación, teniendo en cuenta tanto tu salud personal como el impacto en el medio ambiente. Recuerda que la nutrición consciente es un proceso continuo de aprendizaje y toma de decisiones informadas.

Si te gusta el contenido de nutrición, entrenamiento y salud.

Te invito a seguirme en mis redes sociales.

tiktok.com/@rodocuadra (Tik Tok)

www.rodocuadra.com   (sitioweb)

fb.me/NutriologoRodoCuadra/ (facebook)

nutriologo@rodocuadra.com (correo)

Insta @rodocuadra (instagram)

https://www.youtube.com/rodocuadra (youtube)

!Mucho éxito en todo lo que hagas!

Te desea tu hermano Rodo Cuadra

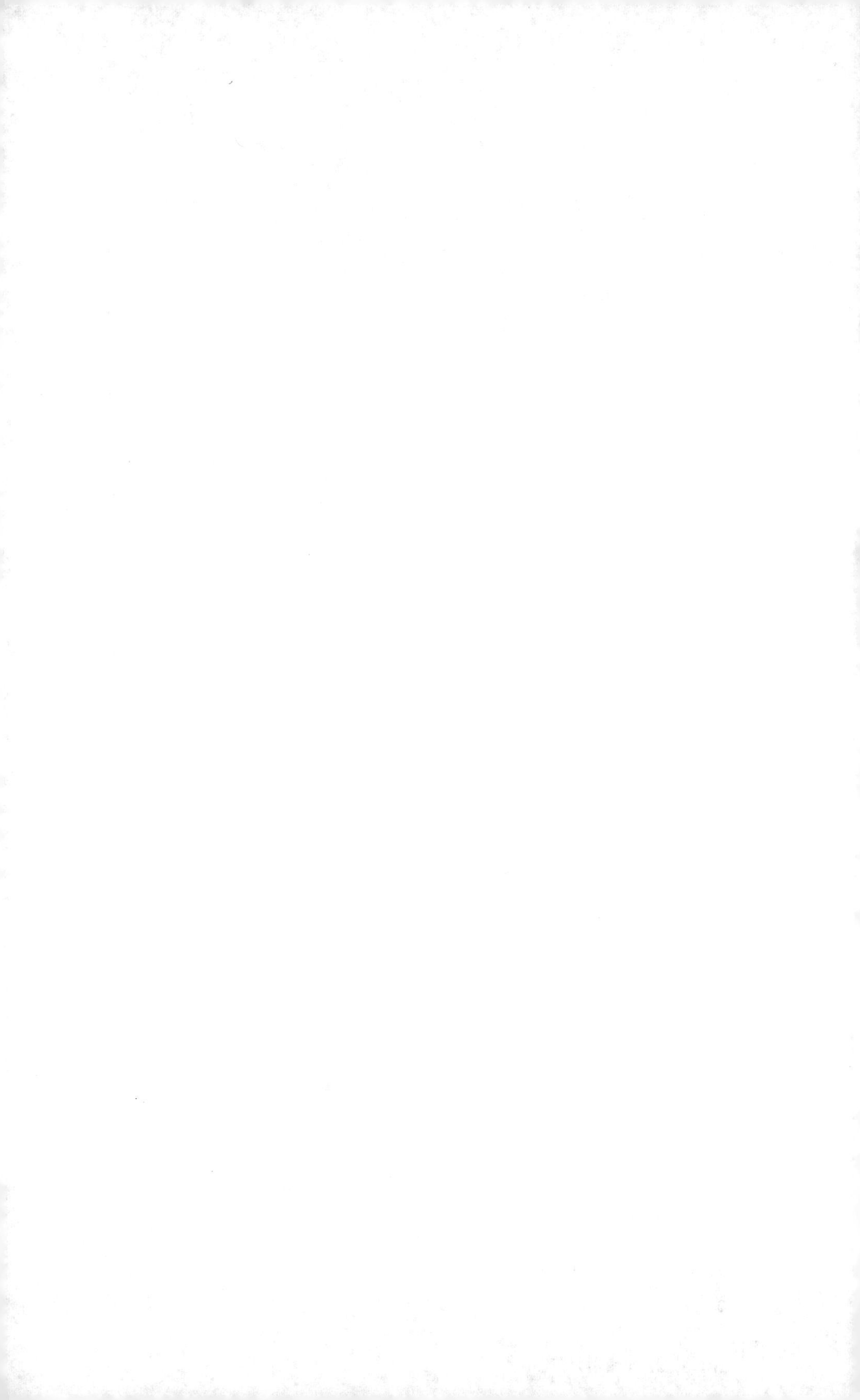